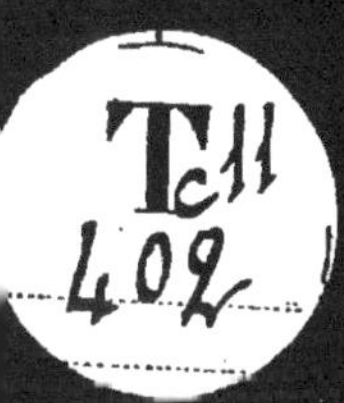

HYGIÈNE PRIVÉE

(Mens sana in corpore sano.)

LE SECRET DE CORNARO (*)

OU

LE MOYEN DE VIVRE LONGTEMPS

SAIN DE CORPS ET D'ESPRIT

ENSEIGNÉ PAR UN DOCTEUR FÉMININ D'ANGLETERRE ET PRÉCONISÉ EN FRANCE PAR UN VIEUX PRATICIEN

— (*) Vénitien célèbre, attaqué à 25 ans de maux d'estomac, de fièvre lente, de goutte. A 40 ans sa santé était délabrée. Il abandonna alors tous les médicaments, s'imposa un régime sobre et simple, vit toutes ses infirmités disparaître et ne mourut qu'à plus de 100 ans (1566) en pleine jouissance de la plus heureuse santé.

Prix : UN Franc

LE MANS
TYPOGRAPHIE EDMOND MONNOYER
1882

AVANT-PROPOS

> En arrivant dans une ville, vous verrez, dit *Platon*, que l'éducation y est négligée, *si l'on y a besoin de médecins* et de juges.

C'est un fait incontestable qu'en ces temps de progrès scientifiques et de civilisation moderne on n'attache que fort peu d'importance aux préceptes de l'hygiène. Cela tient probablement à ce que les médecins négligent trop souvent d'en instruire leurs clients. Mais cela tient beaucoup plus encore à ce que les hommes de ce siècle, trop *civilisés* pour s'y soumettre, préfèrent obéir à leurs passions... dussent-ils en mourir à bref délai. Du reste que l'on donne à ce fait déplorable telle ou telle explication ; peu nous importe. Nous nous bornons simplement à constater ici que l'hygiène privée, en tant qu'elle ne flatte ni les sens, ni la vanité, ni l'ambition perd aujourd'hui toute considération et que dans les plus graves intérêts de la vie, tels que l'éducation des enfants, le régime et le genre de vie les plus propres à prévenir la manifestation des prédispositions morbides, le choix d'une profession, le mariage, etc., elle entre à peine en ligne de compte. Cela nous suffit amplement pour justifier la publication de cette petite brochure.

Celle-ci du reste, sauf quelques notes et citations, n'est que la reproduction à peu près intégrale d'un article qui a paru dans le journal l'*Art médical* numéro d'août 1881, sous la signature du docteur G. Regnauld et qui pour le fond est tiré, pour ainsi dire textuellement, de la thèse d'un docteur féminin, Madame Kingsford.

Mais cet article a une si grande portée et il est l'expression tellement exacte de nos convictions personnelles, fondées sur une pratique de 35 ans, que nous nous faisons un devoir de le vulgariser le plus possible, pour le plus grand bien de nos semblables, et dans l'espoir qu'en initiant le public à l'une des questions hygiéniques les plus intéressantes nous attirerons l'attention sur beaucoup d'autres qui ne le sont pas moins.

PLUTARQUE qui vivait sous Trajan (*et qui mourut à l'âge de 90 ans*) apostrophait en ces termes satiriques les mangeurs de chair de l'empire romain :

« Hommes cruels, qui vous force à verser du sang? Voyez quelle foule de biens vous environnent, combien de fruits vous produit la terre! Que de richesses vous donnent les champs et les vignes! Que d'animaux vous offrent leur lait pour vous nourrir et leur toison pour vous habiller! Que leur demandez-vous de plus, et quelle rage vous porte à commettre tant de meurtres, *rassasiés de biens et regorgeant de vivres ?* Pourquoi mentez-vous contre notre mère en l'accusant de ne pouvoir vous nourrir?... Les panthères et les lions, que vous appelez bêtes féroces, suivent leur instinct par force et tuent les animaux pour vivre, mais vous, cent fois plus féroces qu'eux, vous combattez l'instinct sans nécessité, pour vous livrer à vos cruelles délices... Vous ne les mangez pas ces animaux carnassiers, vous les imitez. Vous n'avez faim que des bêtes innocentes et douces... qui s'attachent à vous, qui vous servent et *que vous dévorez* pour le prix de leurs services. O meurtrier contre *la nature*... étouffe donc l'horreur qu'elle t'inspire pour ces affreux repas; tue les animaux de tes propres mains... déchire les avec tes ongles comme les lions et les ours... Mange cet agneau tout vif, dévore ses chairs toutes chaudes, bois son âme avec son sang. Tu frémis, tu n'oses sentir palpiter sous la dent une chaire vivante ! Homme pitoyable, tu commences par tuer l'animal, et puis tu le manges, comme pour le faire mourir deux fois. Ce n'est pas assez. La chair morte te répugne encore; tes entrailles ne peuvent la supporter; il faut la transformer par le feu, la bouillir, la rôtir, l'assaisonner de drogues qui la déguisent; il te faut des charcutiers, des cuisiniers, des rôtisseurs, des gens pour t'ôter l'horreur du meurtre et t'habiller des corps morts, afin que le sens du goût, trompé par ces déguisements, ne rejette point ce qui lui est étranger et savoure avec plaisir des cadavres, dont l'œil même eut peine à souffrir l'aspect. »

L'homme ne put les manger sans frémir
Et dans son sein les entendit gémir.

LE SECRET DE CORNARO

OU

LE MOYEN DE VIVRE LONGTEMPS

SAIN DE CORPS ET D'ESPRIT

DE L'ALIMENTATION VÉGÉTALE CHEZ L'HOMME

> « La terre est le fonds inépuisable et commun duquel l'homme et les animaux tirent leur subsistance. Tout ce qui a vie dans la nature, dit *Buffon*, vit de ce qui végète, et les végétaux vivent à leur tour de ce qui a vécu et végété. »

Sous ce titre Madame Kingsford a présenté à la faculté de médecine de Paris, il y a environ deux ans, une thèse qui, par l'étude approfondie du sujet qu'elle traite, les observations parfaitement vraies sur lesquelles elle s'appuie et les importantes conclusions qu'elle en déduit, offre le plus grand intérêt. En voici le résumé extrait du journal l'*Art médical.*

I. — L'examen de la *constitution anatomique* de l'homme, montre qu'il se rapproche beaucoup à cet égard des singes et surtout de la famille des Anthropoïdes (qui ont de la ressemblance avec l'homme), or tous ces animaux sont exclusivement frugivores. Non seulement le cerveau de ces singes se rapproche de celui de l'homme, à ce point que Messieurs Sappey et Broca ont pu dire que la différence qui les sépare est une différence non pas d'espèce mais de degré ; mais tout l'appareil digestif, la conformation de la bouche, la formule dentaire identique à celle de l'homme dans les singes de l'ancien continent, le développement et la direction des arcades zygomatiques, la disposition tout à fait similaire de l'estomac, et encore la nature des sécrétions gastriques et le développement des glandes sudoripares, rapprochent complètement l'homme des singes qui sont tous frugivores.

Sans insister sur les différences énormes qui séparent l'homme des carnivores proprement dits, on peut observer que le titre d'omnivore, qu'on lui a quelquefois attribué, ne saurait être maintenu, quand on le compare aux omnivores vrais, tels que l'ours, le sanglier, le porc. Chez ceux-ci, en effet, le système dentaire rappelle plutôt celui des carnivores, « canines longues et pointues, molaires tranchantes comme des ciseaux » que celui des herbivores, et n'a rien de commun avec celui des frugivores.

Aussi Pauchet (*Pluralité des races humaines p.* 39), conclut-il que les détails du canal digestif de l'homme, ainsi que sa dentition, constituent autant de preuves de sa destination frugivore.

Aussi Flourens écrit-il : « L'homme n'est ni carnivore, ni herbivore, il ne possède ni les dents du ruminant, ni ses quatre estomacs, ni ses intestins. Si l'on considère donc son estomac, ses dents et ses intestins, l'*homme est par sa nature frugivore comme un singe.* »

Ajoutons que l'*instinct naturel de l'homme l'éloigne de la chair.* Tandis que les animaux carnivores, loin d'éprouver pour la chair la moindre répugnance, déchirent leur proie vivante et la dévorent, l'homme a naturellement horreur de la chair crue qui est pour lui une substance absolument repoussante. Il est donc difficile de comprendre ce que veulent dire ces auteurs qui nous affirment que l'homme est naturellement omnivore; car nous savons tous que c'est à l'art de la cuisine que nous devons la possibilité de nous alimenter avec de la chair. Il n'est donc pas seulement faux, mais encore absurde, d'affirmer que l'homme est naturellement destiné à vivre d'un régime mixte, puisque c'est l'art seul qui l'a rendu possible pour lui.

II. — Malgré toutes ces raisons, le préjugé, qui donne à l'homme une organisation qu'il ne possède pas, est fort répandu. Il en est de même d'une autre croyance également fausse : c'est que la chair « est l'aliment naturel de la chair », qu'elle fournit seule les éléments de la force physique, et que si l'on veut être robuste, fort, doué d'une grande énergie, il faut vivre d'un régime plutôt animal que végétal. La réponse à cette affirmation toute gratuite est facile. *De tous les animaux ceux « qui font le plus d'os et de chair » et sont les plus forts, sont précisément ceux qui ne se nourrissent jamais de chair.* Tout le travail du monde est fait par les herbivores, les chevaux, les bœufs, les éléphants, les chameaux. On ne s'adresse jamais aux carnassiers qui manquent de force et surtout de *fond*, cette qualité si importante pour le travail que les Anglais désignent sous le nom de *Stay*. Les carnassiers ne possèdent qu'une seule qualité, c'est la férocité. La force, le courage, la capacité pour le travail appartiennent aux animaux qui, depuis le commencement de l'histoire du monde, sont associés aux guerres, aux conquêtes et aux travaux de l'homme.

Quant à l'humanité elle-même, elle obéit à la même loi. Les peuples qui nous ont laissé sur la terre *les monuments les plus superbes*, l'histoire la plus glorieuse, la science la plus profonde ne furent pas des peuples créophages (mangeurs de chair).

La Bible, le plus ancien livre de l'humanité, nous déclare que, dans son premier état et pendant de longs siècles, l'homme n'a vécu que de végétaux, et que c'est seulement après la terrible catastrophe qui a détruit presque tout le genre humain et dont tous les peuples ont conservé la trace dans leurs traditions, que le créateur « ayant décrété d'abréger la vie de l'homme » l'a autorisé à se servir pour sa nourriture de la chair des animaux.

Les mœurs et la religion de l'ancienne Egypte défendaient absolument l'usage de la viande comme aliment.

Le régime des anciens athlètes, dont les nôtres ne sont que les ombres dégénérées, était très dur, composé seulement de figues, noix, fromages et pain, *sans vin*.

Dans les beaux jours de la Grèce et de Rome, les fils de ces pays vivaient simplement d'aliments végétaux, de pain, « de Madsa », de fruits, de lait. « Et tant que cela dura ils furent les maîtres des autres peuples. »

Même de nos jours les créophages de fait constituent environ seulement un quart de la race humaine ; et c'est précisément dans ce quart qu'on trouve le plus de misère et par suite le plus de crimes et de maladies.

Des quatre castes dans lesquelles sont répartis les Hindous, les trois premières doivent absolument s'interdire la viande.

Les Bouddhistes qui constituent la plus grande partie de la population de la Chine, ont une tradition semblable à celle des Brahmines ; et, en étudiant ce sujet, on voit que dans le monde entier, indépendamment des questions de races et de climats, l'usage de l'alimentation végétale est répandu partout sans que la force en soit diminuée. C'est même tout le contraire qu'on observe. C'est ce que l'auteur établit en passant en revue successivement les paysans Russes et Norwégiens, les soldats Polonais, les ouvriers et bateliers Égyptiens, les mineurs de l'Amérique du sud, les Mexicains, les ouvriers du Brésil, de Rio-Janeiro, les coolies Chinois, les Japonais, les Boliviens, les bateliers Grecs, les portefaix de Smyrne, les Turcs, etc., et les ouvriers agricoles de tous les pays d'Europe. Même en Angleterre, où l'on voit la viande entrer d'une manière régulière dans l'alimentation de la basse classe, il y a des exceptions ; et l'ingénieur Brindley observe qu'il a toujours trouvé les hommes du nord, de Lancastshire et Yorckshire les plus vigoureux de tous. Or ces hommes ne se nourrissent, dit-il, que de pain de gruau et de pudding de farine.

Si des faits généraux on arrive à examiner quelques faits particuliers, la même loi subsiste ; et Madame Kingsford en cite plusieurs curieux exemples.

III. — *L'étude chimique* donne d'ailleurs une explication suffisante de ces faits d'observation.

Indépendamment des principes minéraux qui doivent nécessairement faire partie de l'alimentation et qu'on trouve à peu près également dans la chair des animaux et dans les produits du règne végétal, les aliments organiques comprennent trois sortes de principes : les albuminoïdes, les corps gras et la série des hydrates de carbone (gomme, sucre, glycose, lévulose, amidon, etc.).

Le rôle par excellence des principes albuminoïdes est de

fournir les éléments pour le développement et le renouvellement des tissus de l'économie. En outre leur combustion dégage une notable quantité de chaleur. Les matières amylo-sucrées ou hydrates de carbone absorbées sous forme de sucre, les huiles et toutes les matières grasses, ces dernières surtout, constituent la principale source de chaleur de l'économie et par conséquent de force mécanique, celle-ci n'étant que la transformation d'une partie (1/5 environ) de la chaleur produite dans l'économie par les diverses combustions qui s'y passent.

Or tous ces éléments alimentaires se trouvent dans les deux règnes « à l'état de composés organiques, tels que le gluten du froment qui est de même nature que la fibrine du sang et le gluten de la fibre musculaire. » Mais il y a plus, dans les tableaux joints à son travail, Madame Kingsford démontre que non seulement les substances végétales renferment tous les éléments nécessaires à la nutrition et à la production de force et de chaleur, mais qu'elles en contiennent même plus que les substances animales. Un coup d'œil jeté sur ces tables fait voir que les produits végétaux, « servant de nourriture aux animaux, renferment des principes fort azotés, ainsi que le reconnaît Liebig », qu'ils l'emportent même en valeur nutritive et dynamique sur les produits animaux, et que si l'on joint au régime végétal quelques produits animaux qui peuvent y être légitimement associés, tels que « les œufs », le lait, la crème, le beurre, le fromage, on a à sa disposition précisément toutes les substances les plus azotées et les plus hydrocarbonées que nous connaissions (*).

IV. — Il est temps d'examiner la question au point de vue étiologique, et de voir quelles sont pour la santé *les consé-*

(*) Les hommes qui, habitués à une nourriture animale, se mettent brusquement au régime végétal éprouvent tout d'abord de l'abattement, de l'affaissement, de la faiblesse même. Ce phénomène signalé déjà par M. le Dr Jousset (de Paris), chez ses phthisiques mis au maigre, est analogue à celui que présentent pendant les premiers temps les buveurs sevrés de leur liqueur favorite. Il est dû à la cessation de l'excitation factice provoquée par la viande. Cette faiblesse apparente ne tarde pas à faire place à un bien-être réel et à une augmentation véritable des forces.

quences de l'alimentation végétale et de l'alimentation animale.

C'est au régime animal et à l'usage des aliments, pris à une température trop élevée, qu'il faut attribuer *la Carie des dents*, si commune chez les peuples civilisés, si rare chez ceux qui vivent d'aliments crus ou pris à l'état frais.

C'est encore à la même cause, « et surtout aux viandes travaillées par l'art culinaire (*) et qui excitent à boire trop de vin ceux qui en ont le moins besoin », que nous devons une grande partie de ces souffrances et de *ces états maladifs de nature dyspeptique*, (digestions difficiles, gastralgies, gastrites), si communs chez les habitants de nos pays civilisés.

Un reproche plus grave, fait au régime animal, est celui de produire un *effet semblable à celui de l'alcool, de troubler et d'exciter le système nerveux dont il use rapidement les éléments*. Il donnerait lieu à une espèce d'*ivresse*. Cet effet moins remarquable chez ceux pour lesquels l'usage de la chair constitue une vieille habitude, serait très manifeste dans les circonstances opposées. C'est ainsi que le Dr Thompson raconte les faits étranges d'un repas de chair chez quelques indiens, dont la nourriture habituelle était exclusivement végétale. Après une ou deux heures, l'expression de leur physionomie changea complètement, leurs gestes désordonnés et leur bredouillement inintelligible, montrèrent clairement que le repas avait produit le même effet qu'une liqueur enivrante. Un second repas fut suivi des mêmes résultats.

Le Dr Druitt, décrivant les propriétés d'un extrait de bœuf liquide, parle aussi de l'effet excitant, rapide et remarquable qu'il exerce sur le cerveau, et le regarde comme propre à remplacer l'eau-de-vie, dans le cas d'épuisement nerveux, ou de faiblesse avec dépression cérébrale.

La nature des animaux est modifiée dans le même sens. Un ours très doux, quand on le nourrissait de pain exclusivement, devenait dangereux après quelques jours de régime à la viande. M. Liebig dans sa chimie animale, appelle aussi

(*) « Nous avons dans la société deux ordres de personnes, *les médecins* et *les cuisiniers*, dont les uns travaillent sans cesse à conserver notre santé et les autres à la détruire, avec cette différence que les derniers sont plus sûrs de leur fait que les premiers. » *Encyclopédie art. assaisonnement.* Diderot.

l'attention sur l'inquiétude et les mouvements incessants des animaux carnivores, et fait observer que les hommes habituellement créophages manifestent une irritabilité et une impatience semblables. « Tandis que les peuples de l'Hindoustan qui ont horreur du sang, au point de respecter celui des animaux, sont les plus doux et les plus humains. »

L'observation de tous les jours montre quelque chose de semblable dans cette fièvre de chair (*febris carni*), observée chez les typhoïdes, auxquels on donne pour la première fois de la viande.

Il y a fort loin de cette excitation à la véritable force. Combien de personnes se trompent à cet égard, et se croient restaurées, lorsqu'elles ne sont qu'intoxiquées.

S'il y a une vraie analogie entre les effets de la viande et ceux de l'alcool, il faut ajouter que *l'alcoolisme est un des effets indirects les plus communs de la Créophagie.* Le Dr Fowler, de New-York, déclare lui aussi, que l'usage de la chair, par l'excitation qu'elle exerce sur le système nerveux prépare les habitudes alcooliques, que plus on mange de viande, plus on est tenté de rechercher les boissons enivrantes.

Tel est aussi l'avis de Fint, de Harvard et du Dr Jackson, médecin en chef d'un asile d'alcoolisés, qui a toujours trouvé impossible de guérir les malades, tant qu'il leur a permis une nourriture animale. Tous les alcoolisés confiés à ses soins sont invités à s'abstenir absolument de viandes de toute espèce, ainsi que de thé, de café et de tabac. Ils vivent exclusivement de pain de farine imblutée, de légumes et de fruits mûrs. Ce régime régénère complètement le malheureux alcoolisé et réussit à détruire pour toujours son appétit pour les boissons fortes, et cela sans le secours d'aucun médicament.

L'alcoolisme, « cause de folie, épilepsie, démence », est si fréquent chez nous, et l'expérience de tous les jours montre que la guérison de cette triste affection est si difficile à obtenir par les moyens ordinaires, que les résultats du Dr Jackson méritent la plus sérieuse attention.

De même que l'alcoolisme, *l'alimentation animale provoque aux excès du libertinage*, et l'usage de la chair et de l'alcool doit être considéré comme une des causes les plus puissantes de la prostitution dans les grandes villes. « Par contre *le régime végétal plus doux et moins excitant, calme les passions de l'homme*, et l'aide puissamment à triompher de la plus tyrannique d'entre elles, ainsi que le démontre du reste l'expérience séculaire des ordres religieux. »

Mais à part ces inconvénients indirects de l'alimentation animale, il en est qui en sont la conséquence directe.

1° Dans une première catégorie, se trouvent des maladies liées à une *altération des viandes*, qui peut dépendre :

De la présence de *parasites*, tels que le cysticerque du porc qui donne le *tænia solium* ou ver solitaire, le cysticerque du bœuf et du veau qui donne le *tænia inerme*, la trichine qui communique la trichinose, affection jusqu'ici sans remède connu, et peut-être fréquente au moins dans les formes légères;

D'une *maladie de l'animal* abattu par le boucher. Quelques faits rapportés par MM. Sinson et Pavy, tendent à faire penser que la chair de ces animaux n'est pas toujours inoffensive;

De l'*alimentation de l'animal par des plantes vénéneuses* pour l'homme, ainsi qu'on l'a vu souvent pour des lapins et des lièvres, quelquefois même pour des ruminants;

Enfin d'une *altération putride*. Cette forme d'empoisonnement observée depuis longtemps, n'a été bien appréciée dans sa cause que depuis la découverte récente des alcaloïdes des cadavres. Elle est fort redoutable (*).

2° Dans une deuxième catégorie beaucoup plus importante, se rangent un grand nombre de maladies locales ou constitutionnelles fort graves, qui sont liées au moins en grande partie aux habitudes créophages et dont le traitement repose essentiellement sur l'observation d'un régime végétal.

La Scrofule se présente au premier rang de celles-ci. Et le Dr Buchan, fait remarquer que la *phthisie* si répandue en Angleterre, paraît due à l'usage excessif de l'alimentation animale. Comme confirmation de cette opinion, il a noté avec beaucoup d'autres ce fait, bien connu des lecteurs de l'*Art*

(*) « A l'appui de cette assertion citons quelques passages de différents auteurs : Une oie farcie rendit malades toutes les personnes qui en mangèrent, et l'une d'elles en mourut. Et la même ptomaïne (*alcaloïde des cadavres*) fut trouvée dans l'oie et dans le cadavre (*Boutmy*). — On en a rencontré dans le corps des animaux surmenés (*Lussāna*), dans la charcuterie avariée en Allemagne. — On leur attribue rétrospectivement les accidents causés quelquefois par la viande de boucherie (*Colin, Bouley*), par les poissons *des mers tropicales* encore tout frais. (*Leroy de Mericourt.*) »

médical, de la guérison des affections scrofuleuses les plus graves et de la phthisie en particulier par le régime végétal, et l'usage très abondant du lait et des hydrates de carbone.

Mme Kingsford, se présente elle même comme un exemple frappant de l'effet merveilleux d'un tel régime, auquel elle doit une restauration et une force vitale étonnantes. Ce régime pur, simple et inexcitant l'a arrachée aux étreintes de la phthisie tuberculeuse, et lui a donné un courage, une tenacité bien rares chez les personnes de son sexe, qui lui ont permis pendant six ans, de fournir un travail incessant, et de vaincre bien des obstacles. Il serait facile de citer beaucoup d'observations d'un même genre.

« Ajoutons de notre côté que, chez les enfants, l'alimentation animale, donnée de préférence au lait, développe *le Rachitisme* et *les affections nerveuses et cérébrales* les plus graves, et qu'il en est de même, surtout pour ces dernières maladies, quand les nourrices mangent trop de viande et boivent trop de vin. »

L'alimentation animale augmente beaucoup, comme on sait, la quantité d'urée secrétée et le travail des reins, (expér. de Lehman). Elle congestionne ces organes. Les hydro carbonates au contraire, ainsi que les corps gras ne font aucun appel à la fonction rénale, les produits de leur décomposition, eau et acide carbonique, étant éliminés par d'autres voies. Aussi est-on fondé à regarder le régime animal, comme favorisant *les Néphrites*, et voit-on le professeur Semmola proscrire dans ces affections toute nourriture azotée et conseiller un régime exclusivement féculent.

La Goutte « qui rend infirme en pleine vigueur de l'âge, au point que les mauvais plaisants peuvent dire de ses victimes : MANUS HABENT ET NON PALPABUNT ; PEDES HABENT ET NON AMBULABUNT ; SED CLAMABUNT IN GUTTURE SUO, » *la Lithiase,* (*pierre* et *gravelle*), cause si fréquente de coliques néphrétiques sont encore des maladies qui trouvent dans le régime animal, dans l'acidité de l'urine et l'abondance de l'acide urique qui en sont les conséquences, des causes occasionnelles incontestables et dans le régime végétal un puissant moyen de traitement. « Un régime composé de pain, de lait, de riz, de farineux, suffit complètement, dit le Dr Craigie, pour prévenir les manifestations de la diathèse ou disposition goutteuse. Le même régime guérit toute manifestation anormale se portant vers le cerveau, le cœur et le poumon. »

« C'est l'alimentation animale qui, de nos jours où l'on fait dans la classe *lettrée* plus abus de viande que de travail intellectuel, constitue dans nombre de cas, où l'on ne constate pas d'autres excès (alcool, tabac, libertinage), la seule cause déterminante du *ramollissement des centres nerveux*, de la *paralysie générale* et de la *démence*. »

C'est encore elle qui produit souvent les congestions hépatiques et l'ictère catarrhal des gros mangeurs, signes précurseurs des *calculs* et *coliques hépatiques*, « lesquels ne s'observent pas chez les animaux herbivores. »

Le Diabète, « si les chimistes ne se trompaient jamais, serait produit par un régime féculent et végétal. Mais l'action du régime animal sur le cerveau et le foie donne à penser le contraire. Et il est de fait que les créophages loin d'en être préservés en sont très fréquemment atteints. »

Dans le *scorbut* le remède classique consiste dans l'usage des légumes et des fruits verts.

Le P. Debreyne, donnant les résultats d'une expérience de 27 ans, affirme que pendant ce temps il n'a pas sur tous les Religieux soumis au régime végétal, rencontré un seul cas *d'apoplexie*, de gravelle, de goutte, *d'anévrysme*, *d'hydropisie*, de *cancer*. Le Choléra, qui dévorait les environs, n'a jamais envahi une maison de l'ordre ; et les épidémies s'arrêtent toujours au seuil de l'abbaye.

Ce dernier fait de *l'immunité au moins relative des végétariens en présence des épidémies*, est confirmé par plusieurs statistiques.

C'est ainsi que Sylv. Graham, en 1832, à New-York, préserva du choléra tous ceux qui, suivant son conseil, consentirent à se restreindre à l'usage d'un régime composé de végétaux. Les Drs Pollard, Rees et Tappan, eurent le même résultat.

V. — Important au point de vue de l'individu, le régime végétal offre au point de vue de l'Économie sociale et privée, d'importants avantages qu'il faut mentionner.

1° En ce qui touche *l'Économie sociale et l'utilisation du sol*, une surface de terre consacrée à la culture des céréales, des légumes et des fruits, fournit un approvisionnement capable de soutenir une population à peu près douze fois plus considérable que la même surface utilisée pour la production de la viande de boucherie.

2° Quant à *l'Économie domestique,* un régime végétal comprenant même le fromage, le beurre et le lait, coûte par personne trois ou quatre fois moins qu'un régime mixte de chair et de légumes.

De sorte que l'économie de terre, l'économie de dépense et par suite la prospérité et la richesse nationale et individuelle seront infiniment plus grandes sous le régime indiqué par la nature physique et morale de notre race que sous le régime actuel.

C'est cette solution de la grave question des subsistances en rapport avec *l'accroissement de la population,* que Mme Kingsford, voudrait substituer à la théorie malthusienne qui, telle que son auteur l'a présentée, si par impossible elle était mise en pratique, tendrait à limiter l'accroissement des familles les plus distinguées et de meilleure éducation, et qui, telle qu'elle est habituellement comprise par le vulgaire, conduit à l'extinction de la race par de honteuses et inavouables manœuvres.

VI. — A toutes ces raisons, auxquelles on ne peut refuser une haute valeur, se joignent d'autres considérations qui dans tous les âges ont occupé l'esprit des représentants les plus élevés de l'humanité.

C'est ainsi que les plus grands génies, dont s'honore l'espèce humaine, se sont réunis sur ce point que *le régime végétal exerce la plus heureuse influence sur le caractère, l'intelligence, l'esprit philosophique,* tandis que le régime animal développe jusqu'à un certain point la brutalité des mœurs et du caractère.

C'est Pythagore fondant sur cette base son premier principe de la philosophie pratique qui était l'acceptation et l'adoption d'un régime purement végétal. C'est Socrate qui par la bouche de Platon déclare ce régime le plus sain, le plus naturel, le plus philosophique. C'est Sénèque qui, frappé de ces maximes, abandonne le régime de la viande et déclare au bout d'une année que, non seulement son nouveau régime lui semble délicieux, mais que, sous son influence, son intelligence devient de plus en plus active. Le sage Plutarque parle de même ainsi que Porphyre.

Dans le sein du Christianisme on voit les plus grandes lumières de l'Église et du monde, adopter les mêmes idées et parler d'une manière analogue. Leur doctrine, exprimée éloquemment par saint Jean Chrysostôme, fut celle de la plupart des savants chrétiens dont il suffit de rappeler les noms glorieux pour l'humanité : les Jean-Baptiste, les Antoine, les Hilaire, les Martin de Tours, saint Augustin, saint Ambroise, saint Benoît, saint François Xavier, saint Bernard et une foule d'autres, auxquels il faudrait ajouter tous les ascètes et presque tous les Religieux dont le régime sévère plus éloquent que la parole humaine renferme la prédication de l'exemple.

L'histoire si connue de Cornaro, mort tranquillement à plus de cent ans, après avoir conservé jusqu'à ce terme extrême son intelligence et sa mémoire, celle plus récente du Dr Cheynes et de son ami le Dr Hartley, prouvent l'influence heureuse du régime végétal sur l'âme non moins que sur le corps de l'homme et se rencontrent sur ce point avec les hommes célèbres de tous les temps.

Ici se termine le résumé du remarquable travail de Mme Kingsford. Viennent ensuite quelques remarques fort justes du Dr Regnauld :

Si contraires qu'elles soient aux habitudes de notre vie moderne, ces idées, dit-il, commencent pourtant à se répandre. Bon nombre de médecins savent déjà apprécier les bienfaits du régime maigre dans certains cas. La diète lactée avec abstinence de chair, mise si fort en honneur au grand profit des malades depuis une quinzaine d'années, peut être considérée comme un pas important dans la même voie. Les cures de raisin, de petit lait, se multiplient. L'habitude si répandue de faire manger aux malades de la viande crue a beaucoup diminué, depuis que le tænia, devenu commun, a fait sentir aux médecins que leur prescription irréfléchie pouvait devenir funeste aux malades. Les buveurs de sang deviennent rares dans les abattoirs.

En même temps plusieurs thérapeutistes et hygiénistes commencent à parler en faveur du régime végétal. M. le

Dr Fonssagrives consacre aux avantages de la diète végétale d'excellentes pages de son hygiène alimentaire. De son côté Rambosson, dans les Lois de la vie, livre plein d'observations justes et de réflexions utiles, arrive au sujet du régime animal et du régime végétal à des conclusions presque complètement identiques à celles de Mme Kingsford.

Il existe donc des indices nombreux qui marquent une tendance de l'esprit médical à s'occuper de ces intéressants problèmes « et une certaine propension du public à tirer de cet enseignement des conclusions pratiques». Ainsi la Société végétarienne anglaise, compte déjà plus de trois mille membres. Des sociétés analogues se sont déjà fondées ailleurs. « Et l'on peut espérer, ce nous semble, que cette vulgarisation de la thèse de l'auteur anglais leur suscitera parmi nous de nombreux imitateurs. »

Quant à vous, lecteurs, qui faites excès de viande, si après avoir lu cette brochure, vous n'avez pas assez d'énergie pour prendre l'habitude de ne plus en manger du tout, permettez nous de croire que vous aurez assez de bon sens pour en manger moins. Mais s'il vous arrivait, hélas! la nature humaine est si faible, de rester l'esclave du régime animal, bien que vous soyez maintenant instruits de ses conséquences, la responsabilité, vous l'avouerez, n'en incomberait plus à la science, mais à vous seul.

« C'est ainsi qu'ayant reçu une vie longue nous en avons nous-mêmes abrégé la durée par notre intempérance. Riches de cette vie, nous la dépensons avec prodigalité, comme le débauché, qui mis en possession d'immenses richesses, les dissipe en quelques jours ; tandis que l'homme économe, d'un petit avoir fait une fortune. »

Non accepimus vitam brevem, sed per luxum fecimus; nec inopes ejus, sed prodigi sumus; sicut amplæ opes, ubi ad malum dominum pervenerunt, momento dissipantur, at quamvis modicæ, si bono custodi traditæ sunt, usu crescunt. (Senecc *De brevitate vitæ cap.* I.)

Le Mans. — Typ. Ed. Monnoyer. — Juillet 1882.

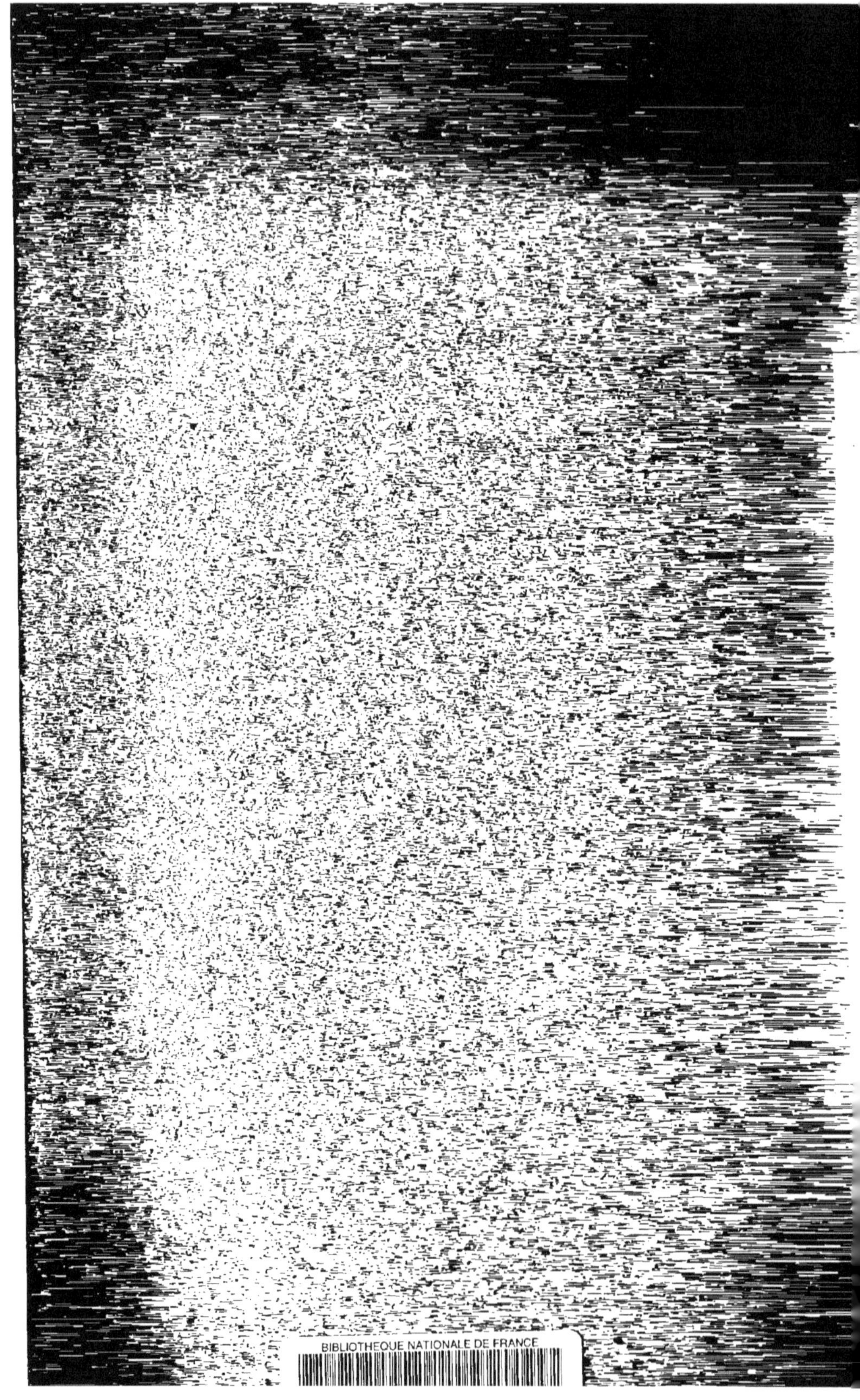

www.ingramcontent.com/pod-product-compliance
Ingram Content Group UK Ltd.
Pitfield, Milton Keynes, MK11 3LW, UK
UKHW012309240726
13966UKWH00005B/1756

9 782011 906892